FORSCHUNGSBERICHTE DES LANDES NORDRHEIN-WESTFALEN

Nr. 2729/Fachgruppe Medizin

Herausgegeben im Auftrage des Ministerpräsidenten Heinz Kühn
vom Minister für Wissenschaft und Forschung Johannes Rau

Prof. Dr. med. Siegfried Niedermeier

Direktor der Augenklinik
der Städtischen Krankenanstalten Krefeld

Zur Frage der Keratoprothetik

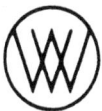

Springer Fachmedien Wiesbaden GmbH

CIP-Kurztitelaufnahme der Deutschen Bibliothek

<u>Niedermeier, Siegfried</u>
Zur Frage der Keratoprothetik. - 1. Aufl. -
Opladen: Westdeutscher Verlag, 1978.

  (Forschungsberichte des Landes Nordrhein-
  Westfalen; Nr. 2729 : Fachgruppe Medizin)

ISBN 978-3-531-02729-6   ISBN 978-3-663-06772-6 (eBook)
DOI 10.1007/978-3-663-06772-6

© 1978 by Springer Fachmedien Wiesbaden

Ursprünglich erschienen bei Westdeutscher Verlag 1978

Inhalt

1. Vorwort 5

2. Entwicklung der Keratoprothese 6

3. Eigene Wege 9

4. Besprechung der Ergebnisse 24

5. Zusammenfassung 34

6. Literaturverzeichnis 35

1. Vorwort

Wenn man über 2 Jahrzehnte Hornhauttransplantationen durchgeführt hat, einerseits die guten Ergebnisse bei verschiedenen Erkrankungen der Hornhaut wie z. B. Keratokonus oder alter Narbenbildung, andererseits aber auch die Mißerfolge bei schwersten Schädigungen der Hornhaut durch Verätzungen oder Verbrennungen kennt, erhebt sich die Frage, wo die Grenze der bestehenden Möglichkeiten liegt. Der zu beschreitende Weg liegt einmal im Aufgreifen von Ideen, die erfahrene Chirurgen schon vor über einem Jahrhundert hatten, - Ersatz der Hornhaut durch andere durchsichtige Materialien - unter Einbau heute bestehender Möglichkeiten, zum anderen im Versuch der Verbesserung der Hornhauttransplantation durch Aufklärung der Mechanismen, die zu einer Wiedereintrübung des Transplantates führen. Da es sich hier aber um ein Problem handelt, das nicht in der nahen Zukunft gelöst werden wird, sollten wir fortfahren, auf breiter Basis nach Methoden zu suchen, welche die Wiederherstellung des Sehens durch eine getrübte Hornhaut ermöglichen.

2. Entwicklung der Keratoprothese

Auf allen Gebieten der Augenchirurgie hat wahrscheinlich der Bereich, der die Hornhaut betrifft, in den letzten Jahrzehnten die größte Entwicklung durchgemacht. RINTELEN hat kürzlich dargelegt, daß die Geschichte der Keratoplastik zwar über 200 Jahre alt ist, jedoch in den letzten 30 Jahren die entscheidenden Fortschritte getätigt werden konnten. 1789 machte PELLIER den Vorschlag, trübe Hornhaut durch ein Glasfenster zu ersetzen, außen gewölbt, innen gehöhlt, in einer Silberfassung an der Sklera befestigt. In die Tat wurde dieser Vorschlag nicht umgesetzt, zeigt jedoch erste Gedanken einer Keratoprothetik.

Die Entwicklung der Idee und die technische Ausführung der cornea artificialis zieht sich durch die ganze zweite Hälfte des 19. Jahrhunderts und ist vor allem mit dem Namen des Münchner Ordinarius für Chirurgie J.N. NUSSBAUM verbunden, welcher 1856 nach Selbstversuchen an der eigenen Haut über die Einheilung von Gold, Silber, Kupfer und Glas 3mm-Glasprothesen herstellen ließ, welche beim Kaninchen einheilten, sich beim Menschen aber nicht bewährten. Wer sich für die Geschichte der Entwicklung der Keratoprothetik im Laufe der letzten Jahrzehnte interessiert, kann diese bei RINTELEN nachlesen.

In den letzten drei Jahrzehnten waren es vor allem Verbesserungen in Bezug auf Technik und Instrumente, der

Gebrauch von zunehmend wirksameren Antibiotika und Corticoteroiden, ein besseres Verständnis für Indikation zur Keratoplastik, welche die Prognose für alle Arten von Eingriffen an der Hornhaut merklich verbesserten.

Wir selbst haben vor über einem Jahrzehnt auf einer Tagung der Berliner Ophthalmologischen Gesellschaft berichtet, daß die Berücksichtigung von zwei Momenten nach unseren Erfahrungen zum Erfolg bei Hornhauttransplantationen beiträgt: Einmal die Verwendung von Hornhaut von Spendern, welche das 70. Lebensjahr überschritten hatten, zum anderen die intravenöse Zufuhr von Redoxstoffen wie Cystein und Ascorbinsäure über einen Zeitraum von drei bis vier Wochen nach dem operativen Eingriff. Hierdurch wird nach unseren Erfahrungen nicht nur das reizlose Einheilen des Transplantats erleichtert, sondern auch die Trophik verbessert und die Gefäßeinsprossung bis zum Zeitpunkt möglicher Cortisontherapie aufgehalten. Interessanterweise haben BENCSIK, OPAUSZKI und TÓTH vor 4 Jahren auf der 15. Jahrestagung der Österreichischen Ophthalmologischen Gesellschaft über Tierversuche und klinische Erfahrungen berichtet, welche zeigen, daß Ascorbinsäure und Cystein durch lokales Cortison bedingte Hemmung der Epithelbildung der Hornhaut verringern. Die Ascorbinsäure ermögliche außerdem eine frühzeitige postoperative Anwendung von Cortison nach Hornhaut-Operationen.

Trotzdem gibt es bekanntlich Fälle schlechter Prognose für einen Hornhautersatz, wobei wir vor allem an bestimmte Hornhautdystrophien und tiefe vaskularisierte Narben nach Verbrennungen und Verätzungen denken, bei welchen eine merklich veränderte kollagene Substanz und Neigung zur Nekrose vorliegt, welche sogar für die Keratoprothetik, d.h. den Einbau durchsichtiger Kunststoffscheiben in die Hornhaut, Schwierigkeiten bringen kann. Bröckeliges Gewebe gibt einen schlechten Halt für eine Keratoprothese ab. Die Technik der Keratoprothetik ist nach CASTROVIEJO nur gerechtfertigt, wenn das Sehvermögen auf Lichtwahrnehmung und Projektion beschränkt ist.

Die Fortschritte auf dem Gebiet der Keratoprothetik, welche vor allem mit den Namen CASTROVIEJO, CARDONA und STRAMPELLI verbunden sind, sind selbst dann als ermutigend zu bezeichnen, wenn man weiß, daß oft nur eine zeitlich begrenzte Wiederherstellung des Sehvermögens zu erzielen ist. Die Hoffnungslosigkeit, welche vor einigen Jahren noch für manchen Patienten bestand, weicht heute in zahlreichen Fällen aufgrund erzielten Fortschritts auf dem Gebiet der Keratoprothetik. Wenn die Standardmethode der Keratoplastik versagt hat oder ohne Aussicht auf Erfolg erscheint, sollte unser Hauptaugenvermerk auf der Schaffung eines geeigneten sogenannten "Fensterrahmens" (GIRARD) liegen, in welchen eine Acryllinse eingebaut werden kann. Kommt hierfür Hornhaut nicht in Frage, da in absehbarer Zeit bei irreparabel gestörter Trophik des Wirtsgewebes mit einer Gewebsnekrose gerechnet werden muß, sollte anderes Material als Fensterrahmen dienen.

3. Eigene Wege

Im Laufe der letzten Jahre haben wir verschiedene Stoffe im Tierversuch, und zwar bei Rhesusaffen, getestet und kamen u.a. hierbei auf lyophilisierte, strahlensterilisierte menschliche Dura, welche einem bestimmten Gerbungsverfahren unterworfen wird und eine gute Verträglichkeit als Trägersubstanz der Acryllinse (Polymethacrylsäuremethylester) nach Einbau in das Tierauge zeigt. Bevor unsere bisherigen Ergebnisse am menschlichen Auge besprochen werden, bedarf es einiger Bemerkungen über die Eigenschaften der Dura, welche die Firma BRAUN in Melsungen für uns präpariert.

Menschliche, konservierte Dura wird seit Jahren in der Hirnchirurgie verwandt. Wir wissen, daß Konservendura u.a. nicht zu Verwachsungen mit der Hirnoberfläche neigt und über einen Zeitraum von ungefähr zwei Jahren in eine derbe Bindegewebsplatte umgewandelt wird. Dieser Zeitfaktor kann durch mögliches Variieren der Gerbungszeit geändert werden. Gegenüber Infektionen erweist sich das Duratransplantat auch morphologisch als resistent. Die für uns präparierte, gegerbte Dura hat eine Dicke, welche zwischen o,3 und o,4 mm liegt und über das Doppelte nach Verbringen in eine Flüssigkeit aufzuquellen vermag, so daß sie einen festen und dichten Verschluß mit der tiefen Randkerbe der Acrylscheibe bildet. Letztere hat für uns die Firma WÖHLK entwickelt. Die Acrylscheibe selbst hat einen Durchmesser von 5 mm, wovon 3,5 mm auf die Optik kommen. Der Durchmesser der Gesamtprothese liegt bei 8 mm, es sei denn, daß man bei sehr schlechten Hornhautgewebsverhältnissen die Verbindungsnaht skleral legen muß.

Genannte Prothese wurde vor Jahren nach Erprobung im Tierversuch bei einer Reihe geeignet erscheinender Fälle schwerster Hornhautveränderungen beim Menschen verwendet. Die Serie wurde abgeschlossen, als sich erwies, daß am menschlichen Auge Besonderheiten zu beachten sind.

Wir glauben, daß wir auf die Schilderung von Einzelheiten verzichten können, da sie zum einen aus den Abbildungen 1 und 2 hervorgehen und zum anderen zuletzt von der englisch-amerikanischen Schule (Choyce, Girard) durch Vorträge und Filme, welche Probleme der Keratoprothetik betreffen, hinreichend dargelegt wurden. Es soll in diesem Rahmen lediglich auf Erkenntnisse eingegangen werden, welche ganz spezifisch unsere Ergebnisse mittels genannter Methode betreffen. Schwierigkeiten hatten wir mit dem Nahtmaterial, es sei denn, daß man skleral näht. Natürlich ist hieran maßgeblich das stark veränderte Hornhautgewebe beteiligt. Zur Zeit bevorzugen wir eine dünne, japanische Seide, welche unter der zuletzt übergenähten Lippenschleimhaut – wir haben diese Methode von STRAMPELLI übernommen – liegen bleiben kann. Es bedarf wohl auch keines besonderen Hinweises, daß die Refraktionswerte mit ziemlicher Exaktheit rechnerisch für die Acrylscheibe für jeden einzelnen Fall zu bestimmen sind. Ein Vorteil unserer Acrylscheibe dürfte darin liegen, daß fast normale Gesichtsfeldgrenzen gewährleistet werden und kein Vorstehen der Linse den Lidschlag behindert und die dauernde Entfernung von Schleimabsonderungen erforderlich macht.

Wir haben in der letzten Zeit keine weiteren Transplantationen mit Dura durchgeführt, um eine lange Beobachtungszeit zu haben, welche wir andererseits im Tierversuch durch die Anwendung von Ohrknorpel als Fensterrahmen nutzen wollen. Wir kommen auf diese Methode noch zu sprechen. Zunächst soll auf das bisherige Zahlenmaterial eingegangen werden, das uns bis heute zur Verfügung steht.

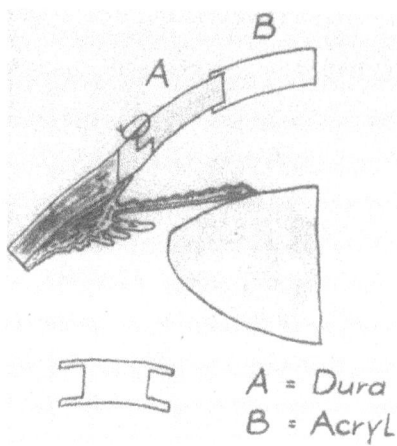

Abb. 1: Schematische Darstellung des Einbaus der Acryl-Durascheibe in die Hornhaut

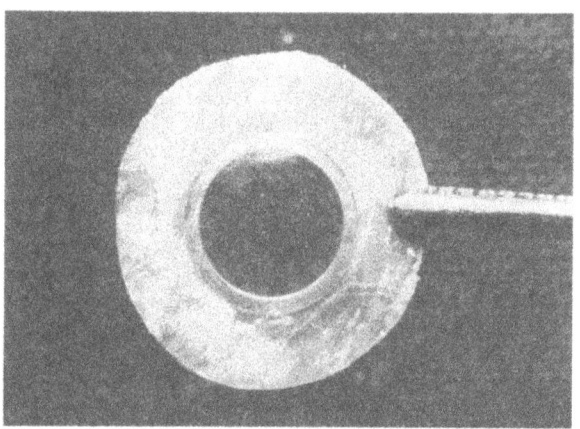

Abb. 2: Acryl-Durascheibe vor Einbau

Am längsten, nämlich fast ein Jahr, wurde die Dura-Acryl-Prothese der Hornhaut von einem 30-jährigen Patienten getragen, welcher vor 6 Jahren eine bds. schwerste Kalkverätzung erlitten hatte. Normale Transplantationen hatten keinen Erfolg gezeigt. Wir haben das schlechtere Auge operiert, wobei dichte Gewebsauflagerungen abgetragen werden mußten, um das restliche Hornhautparenchym zu erreichen. Die Sehkraft betrug bei diesem Patienten wie bei einem ähnlich gelagerten Fall 6/9 o.Gl., d.h. ohne zusätzlich erforderliche Korrektur. Bei einer 81-jährigen Patientin mit Keratitis bullosa bei Hornhautdystrophie und Aphakie konnte infolge gefäßbedingter Optikusatrophie nur eine Sehkraft von 6/36 erzielt werden, wobei die Acryllinse einen rechnerisch ermittelten Wert von +20,0 sph. hatte, der mit dem Ergebnis um eine Dioptrie differierte. 6/18 betrug der Visus fünf Monate nach Keratoprothetik bei einem älteren Patienten mit Aphakie und schwerer Hornhautdegeneration auf beiden Augen, welche vorher zweimal vergeblich mittels Standardmethode operiert worden waren.

Natürlich wurden die Patienten nach Entlassung aus der stationären Behandlung, welche sich auf einen Zeitraum von 2 - 3 Monaten erstreckt (Fadenentfernung nicht vor der 8. postoperativen Woche), laufend kontrolliert. Es kommen daher nur Patienten in Frage, welche nicht zu weit von der Klinik entfernt wohnen.

Bei drei Fällen mußten wir die Dura-Prothese nach 6-7 Wochen entfernen und durch normale Hornhaut ersetzen. In zwei Fällen bauten wir in eine konservierte, gefriergetrocknete Hornhaut, welche uns Herr REMKY zur Verfügung stellte, eine Acrylscheibe ein. Letzteres ist genau so gut möglich wie bei der getrockneten Dura, da nach Verbringen in eine Flüssigkeit durch die Besonderheit des Acrylscheibenrandes ein guter Verschluß gewährleistet wird. Allerdings erforderte in einem Fall nach einigen Wochen eine Randnekrose der Hornhaut einen Austausch der Prothese mit normaler Hornhaut. Ganz allgemein kann gesagt werden, daß nach unseren Erfahrungen ein Austausch der Durascheibe mit einem normalen Hornhauttransplantat nach einem Zeitraum von 7 Wochen nach der ersten Operation ohne weiteres möglich ist, und die Einheilung ohne Komplikationen erfolgt. Nicht immer trübt sich diese 2. oder 3. Hornhaut so stark wie früher wieder ein! Es sei bereits an dieser Stelle betont, daß wir vom Einbau einer Acrylscheibe in ein normales Hornhauttransplantat abraten möchten. Wird die Acrylscheibe über einen längeren Zeitraum gut gehalten, so würde mit größter Wahrscheinlichkeit auch eine Hornhauttransplantation nach der Standardmethode in dem betreffenden Fall ausgereicht haben. Bei allen von uns genannten und

mit Dura-Prothese operierten Patienten handelte
es sich um schwerste Hornhautveränderungen, welche
vor Jahren unter Einschaltung aller heute bekannten
und möglichen Sicherheitsmaßnahmen mittels Hornhauttransplantation ohne Erfolg operiert wurden, und
zwar zum Teil mehrfach.

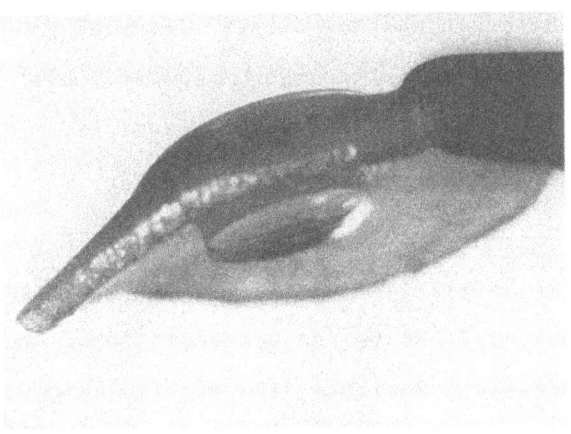

Abb. 3 Acryllinse in Ohrknorpel eingebaut. Linse mit
zentralem Zylinder.

Für bestimmte schwerste nekrotische Hornhauterkran-
kungen haben wir Versuche mit Ohrknorpel als Fensterrahmen für die Acrylscheibe angestellt und können zunächst über zwei Patienten berichten, welche diese

Prothese nun ein Vierteljahr tragen und eine Sehkraft von 6/9 bzw. 6/12 bei allerdings etwas eingeschränkten Gesichtsfeldgrenzen aufweisen. Die Linse unterscheidet sich von der bei Dura verwendeten Scheibe durch einen Zylinder von 3,5 mm Durchmesser und 1 mm Tiefe, der nach Hornhauttrepanation mit entsprechendem Trepan gleicher Grösse in das Foramen der Cornea hineinragt und auf diese Weise eine größere Trepanationsöffnung vermeiden läßt. Lediglich die oberste übrige Hornhautschicht wird abpräpariert und mit dem Knorpel bedeckt und am Rande vernäht. Im Augenblick nehmen wir noch körpereigenen Ohrknorpel, der am Tage vor der Transplantation entnommen wird. Die Firma WÖHLK baut uns in den vorpräparierten Knorpel die Linse wie bei der Dura ein. Wir verwenden seit vielen Jahren dieses Material als Plombe bei der Netzhautoperation und haben gute Erfahrungen in bezug auf Verträglichkeit, sodaß nach den Ergebnissen mit Dura ein Test - zunächst im Tierversuch - nahe lag. Diese Art des Eingriffes scheint uns dann geboten, wenn zu befürchten ist, daß nekrotischer Rand im Bereich der Hornhaut-Lederhautgrenze für die Naht Schwierigkeiten bringt, zumal die etwas konsistentere Dura zu Drucknekrosen führen kann, wenn der Rand etwas zu lange gegerbt ist. Über den Knorpel nähen wir am

Schluß des operativen Eingriffes Bindehaut, welche mit Frauenhaar befestigt wird. Ist nicht genügend Bindehaut vorhanden, so wird eine Lippenschleimhautplastik angeschlossen, wie wir sie bei STRAMPELLI gesehen haben.

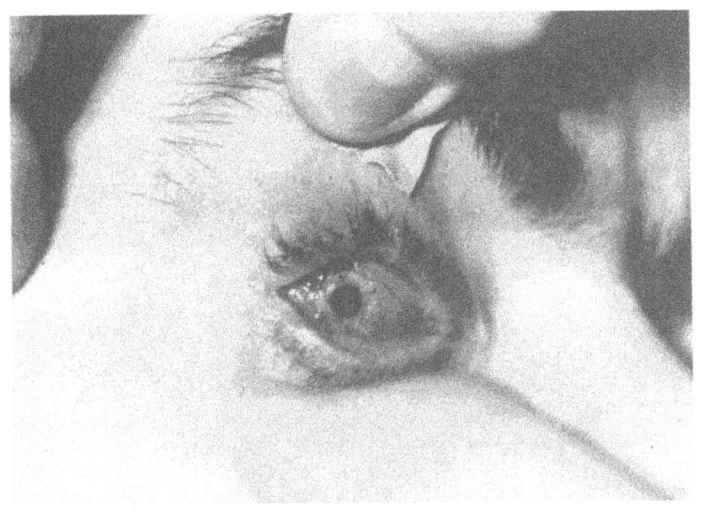

Abb. 4: Dura und Keratoprothese, 7. Woche nach der Operation vor Fadenentfernung

An dieser Stelle sei kurz auf die Methode von STRAMPELLI eingegangen, die als bahnbrechend angesehen werden muß, da hier zum ersten Mal der sogenannte "Fensterrahmen" aus körpereigenem Material (Zahnscheibe) Anwendung fand. Abbildung 5 und 6 zeigen anstelle eines ausführlichen Eingehens auf die Methode einen Querschnitt und die Acryllinse selbst. Wir hatten mehrfach Gelegen-

heit gehabt Patienten, welche auf diese Weise
operiert worden waren, zu sehen und in Rom den
Operationsvorgang zu studieren.

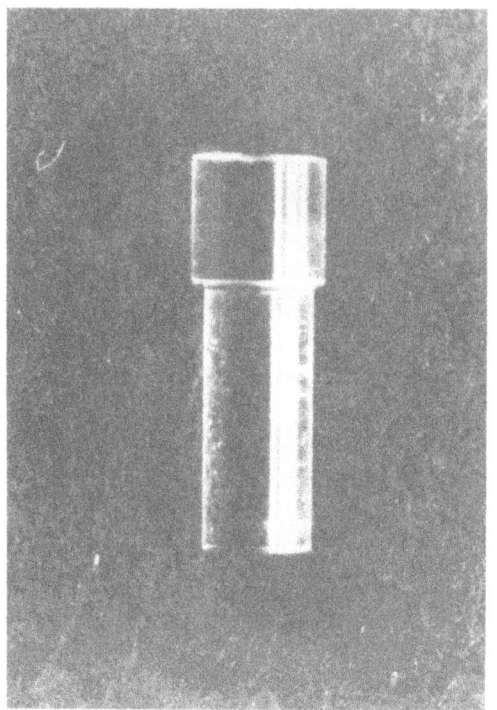

Abb. 5: Strampelli-Linse

In den letzten Jahren haben wir uns fast ganz
auf Tierversuche verlegt, um die offenstehenden
Probleme, nicht nur die Frage des Nahtmaterials,
zu beantworten. Die Durascheibchen müssen so lange

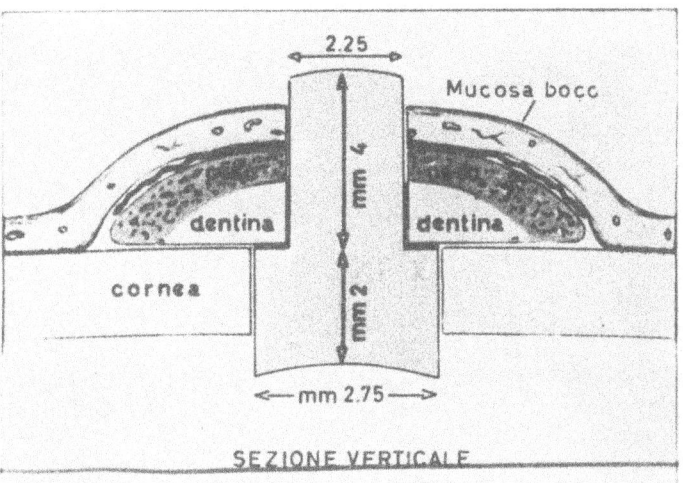

Abb. 6: Strampelli-Linse

gegerbt werden, daß einerseits eine Angreifbarkeit des Materials durch körpereigene Fermente im Organismus verhindert wird, andererseits eine gewisse Elastizität erhalten bleibt und damit die Möglichkeit, das Transplantat anzunähen. Diese Fragen dürften nach einer langen Serie von tierexperimentellen Untersuchungen am Auge des Rhesusaffen inzwischen gelöst sein.

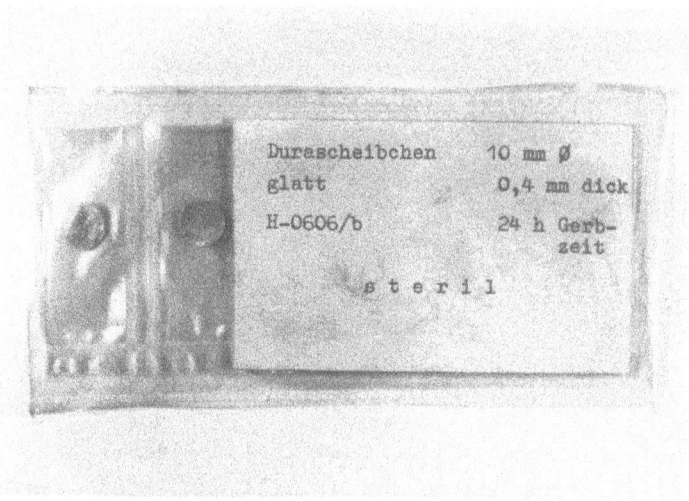

Abb. 7 Durascheibchen der Firma Braun (Melsungen)

Wir möchten vor allem erreichen, daß ein Vorstehen des Acrylzylinders über das Hornhautniveau vermieden werden kann, daß zudem die Gesichtsfeldeinengung in Grenzen gehalten wird. Zu diesem Zweck haben wir den Scheibendurchmesser der Acryllinse größer gewählt und die Optik angepaßt, so daß wir auch eine bessere Möglichkeit haben, den Augenhintergrund zu kontrollieren. Die Kontrolle des Augeninnendruckes nach Keratoprothese wird immer problematisch bleiben und muß der Palpation eines erfahrenen Ophthalmologen überlassen bleiben.

Selbstverständlich haben wir bei unseren Tierversuchen im Laufe der letzten Jahre auch andere Linsen durch die Firma WÖHLK herstellen lassen und erprobt. Letztere ähneln z.T. der Cardona-Linse, wie sie von LUND benutzt wird. Aus dieser Serie seien 2 Beispiele in Abb. 8 und 9 gezeigt.

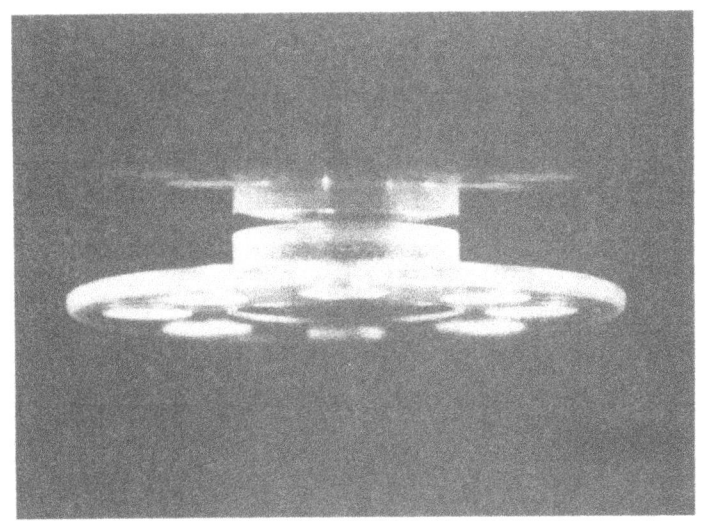

Abb. 8: Beispiele anderer Acryllinsen (Firma Wöhlk)

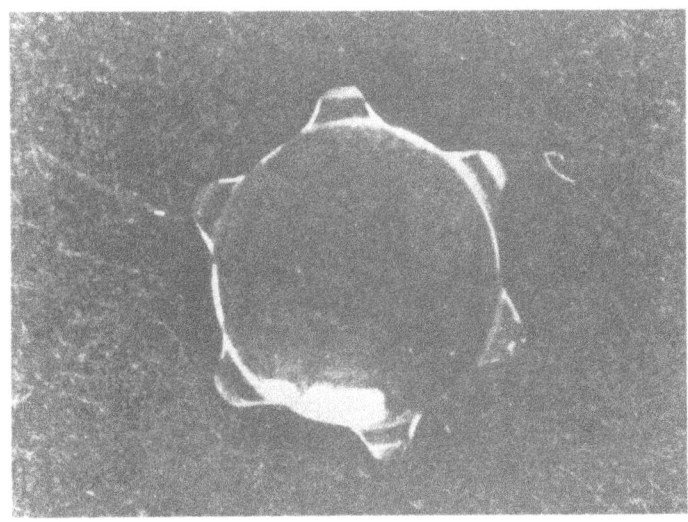

Abb. 9: Beispiele anderer Acryllinsen (Firma Wöhlk)

Wir versuchten mit diesen Linsen im Tierversuch
eine zarte Hornhautschicht in Richtung Vorderkammer stehenzulassen, um die bei Keraprothetik auftretende retrocorneale Membran zu studieren, die
sich bekanntermeise als sehr störend erweist und
den Heilverlauf kompliziert. Interessanterweise
wird sie im Tierversuch nicht ausgebildet, wenn
die Linse nicht in die Vorderkammer perforiert.
Unseres Erachtens wird nach den bisherigen Untersuchungen die retrocorneale Membran vom Organ
Ziliarkörper her gebildet als Versuch der Abkapselung des Fremdkörpers Acryl, also ähnlich wie
sich die bindegewebige Abkapselung ohne Kunststoffplombe im Bereiche der Lederhaut nach Netzhautopera-

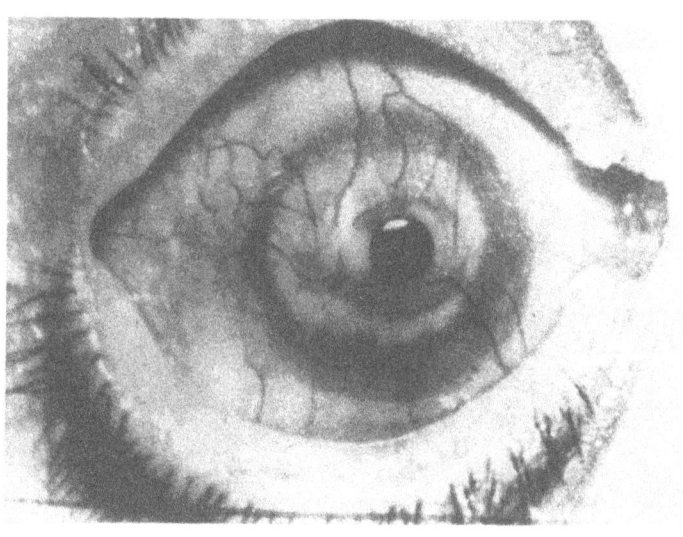

Abb. 1o Keratoprothese nach Strampelli

tion gestaltet. Wir kommen auf dieses Problem noch einmal bei der Besprechung unserer Ergebnisse zurück.

Abbildung 10 zeigt der Vollständigkeit halber die Fotografie einer STRAMPELLI-Keratoprothese, die sich im vorderen Teil um 1 mm aus dem Hornhautniveau erhebt und einen Durchmesser von gut 2 mm hat. Die kleinen Linsen würden nämlich sonst bekannterweise von Bindehaut bzw. Schleimhaut überwuchert, wenn nicht das Hinausragen über das umgebende Gewebsniveau vorhanden wäre.

4. Besprechung der Ergebnisse

Wir stellen noch einmal fest, daß es zwar möglich ist eine getrübte Hornhaut durch die Hornhaut eines Toten zu ersetzen. Oft jedoch wird das Transplantat aus verschiedenen Gründen wieder eingetrübt. Versuche, in solche Augen eine Hornhaut aus Kunststoff einzusetzen, scheiterten oft daran, daß der Kunststoff als Fremdsubstanz vom Organismus abgestoßen wurde. So kamen verschiedene Autoren auf den Gedanken, daß es notwendig sei, das Kunststofftransplantat mit einem "Fensterrahmen" zu umgeben, der als körpereigener Stoff die Einheilung des Kunststofftransplantats ermöglicht. Wir sind auf die verschiedenen heute üblichen Methoden der Keratoprothetik eingegangen, soweit es zum Verständnis unserer eigenen Methode erforderlich war, d.h. wir haben die Gründe dargelegt, weshalb wir unser Kunststofftransplantat, das uns die Firma WÖHLK herstellt, mit einem "Fensterrahmen" aus Dura umgeben, die einem besonderen Gerbungsverfahren unterworfen wird, während andere Autoren Knorpel- oder Zahnsubstanz (STRAMPELLI) oder z.B. Lederhaut (GIRARD) benutzen. Immer ist eine gut funktionierende Netzhaut Voraussetzung für das Gelingen der Operation, die aber auch in Abhängigkeit zu zahlreichen anderen Faktoren steht, auf die wir eingegangen sind und die auch in Zukunft unsere Aufmerksamkeit und weitere tierexperimentelle Untersuchungen erfordern. LUND hat 1972 die Geschichte der Cornea artificialis in der Münchner Medizinischen Wochenschrift ausführlich dargelegt und gezeigt, daß wir uns immer noch auf Pioniergelände befinden. Auch unsere eigene Methode läßt erkennen, daß ganz offensichtlich die Dauerfixierung der Prothese das wesentliche Problem darstellt, woraus sich auch die Vielzahl der Verankerungsmethoden ergibt. Noch ist die Komplikationsrate bei keratoprothetischen Verfahren relativ hoch. Eine besondere Schwierigkeit stellt die Ausbildung einer retroprothetischen Membran dar. Es findet sich hierbei eine Fibrin- oder Endothelschicht, welche die Rückfläche der Prothese abdeckt, den Visus reduziert und eine zusätzliche Gefahr für die Entstehung eines Sekundärglaukoms bildet. Eine operative Entfernung ist oft erforderlich, das Glaukom schlecht diagnostizierbar und ein großes Problem wegen der situationsbedingten Schwierigkeit der intraocularen Druckmessung. Infektionen haben wir selbst nicht beobachtet. Sie sind aber in der Literatur beschrieben und treten bei Patienten mit nicht ausreichender Pflege ein, woraus sich die Erfordernis einer regelmäßigen Überwachung der Patienten ergibt.

Bei unseren Keratoprothesen ergeben sich sowohl im Tierversuch als auch bei der Anwendung beim Patienten

interessante Nebenbefunde, so z.B. die Tatsache,
daß man bei Erfordernis der Entfernung der Keratoprothese nach einem Jahr auch wieder normale
Hornhaut einpflanzen kann, sei es um Zeit zu gewinnen, um später eine neue Prothese einzupflanzen
oder als Versuch, mit der Standardmethode auszukommen. Aufgrund unserer heutigen Erfahrungen würden wir
immer dazu raten, eher dreimal in größeren Zeitabständen bei Wiedereintrübung die Standardmethode zu versuchen, als den Einbau einer Prothese vorzunehmen.
Nur bei desolaten Fällen und hierzu gehören nicht
alle vaskularisierten Leukome, postoperativen und
posttraumatischen Hornhautdystrophien, schwerste
Hornhauttrübungen mit fibrinoider Vorderkammer-Membran, ist eine Keratoprothese angezeigt.

Im Augenblick führen wir selbst nur Tierversuche
(Rhesusaffen) durch, obwohl es sehr schwierig ist,
die entsprechenden Rückschlüsse auf das menschliche
Auge zu erreichen, das schwerste Veränderungen genannter Art aufweisen muß, wenn wir vorhaben, eine
Keratoprothese einzubauen. Die Tiere müssen über einen
langen Zeitraum gehalten werden, die Vermeidung
von Infektionen ist oft nicht einfach. Unsere
Arbeitsrichtung liegt dabei vor allem in der Frage

der Verbesserung der Verankerungsmöglichkeiten
der Gesamtprothese, genauso aber auch in der Erforschung der Mechanismen, die bei der Standardmethode der Hornhautverpflanzung zu einer Wiedereintrübung des Transplantats führen. Ein regelmäßiger Gedankenaustausch aller Autoren, die sich mit genannten Problemen beschäftigen, und zwar sowohl auf dem Gebiet der Keratoplastik als auch der Keratoprothetik ist erforderlich. Es handelt sich bei der Keratoprothetik um ein Problem, das nicht in der nahen Zukunft gelöst werden wird und es muß deshalb auch auf breiter Basis nach Methoden gesucht werden, die die Keratoplastikerfolge im Grenzbereich verbessern.

Wenn wir uns nun die Frage stellen, wo wir nach 11 eigenen Keratoprothetik-Operationen stehen, so sei noch einmal auf die Tatsache verwiesen, daß wir wegen unbefriedigender Langzeitergebnisse seit Jahren wieder am Tierauge verbesserte Prothesen erproben, welche sich bis jetzt bewährt haben und wie alle anderen Acryllinsen von der Firma WÖHLK für uns hergestellt werden. Bei diesen Modellen kommt die Dura, bzw. eine Elfenbeinscheibe (s.Abb. 15) nicht mehr mit dem Kammerwasser in Berührung. Die Hornhaut - beim Patienten müßte man vom Narbengewebe sprechen - muß im gezeigten Sinne präpariert werden.

Die Bindehaut des Augapfels wird am zentralen Durarand, d.h. im Bereiche der sichtbaren Grenze mit der Dura vernäht.

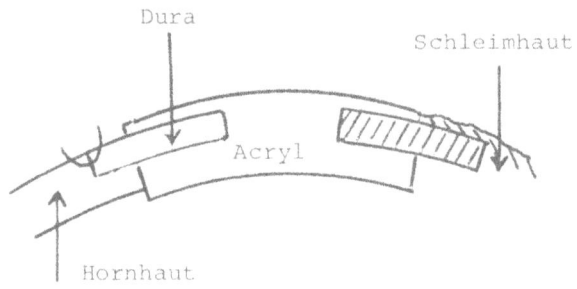

Abb. 11: Schematische Zeichnung des Linseneinbaus

Der Vollständigkeit halber sei auch das Nahtmaterial erwähnt, daß wir bei dieser Serie bevorzugten (s. Abb. 12).

Wie wir, so hat auch FEHÉR Untersuchungen über die retrocorneale Membranbildung im Tierversuch, allerdings bei Kaninchen angestellt und gefunden, daß die retrocorneale Membran aus Kollagenfasern und aus einer basalmembranartigen Substanz, welche von den in fibroblastartigen Zellen umgestalteten Endothelzellen gebildet wird, besteht. FEHÉR nimmt an, daß die retrocorneale Membranbildung als Teil der Cornea-Regeneration erscheint, welche hauptsächlich primär von der Verletzungsintensität und nur wenig von der Ätiologie der Verletzung bedingt sei. Wir möchten annehmen und haben dafür Gründe genannt, daß bei der Keratoprothese neben der Verletzung der Hornhaut, d. h. deren Ausstanzung, vor allem auch das Material Acryl, das vom Organ Kammerwasser als Fremdkörper empfunden und ähnlich wie Kunststoffplomben auf der Lederhaut abgekapselt wird, für die retrocorneale Membranbildung verantwortlich ist. Es stellt sich die Frage, wie weit bei diesem Prozeß, der ja nicht immer gefunden wird, relativ frische Acryl-Linsen eine Rolle spielen; denn auch z. B. bei der Verwendung

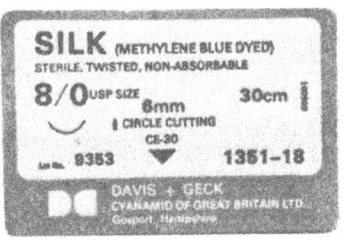

Abb. 12:

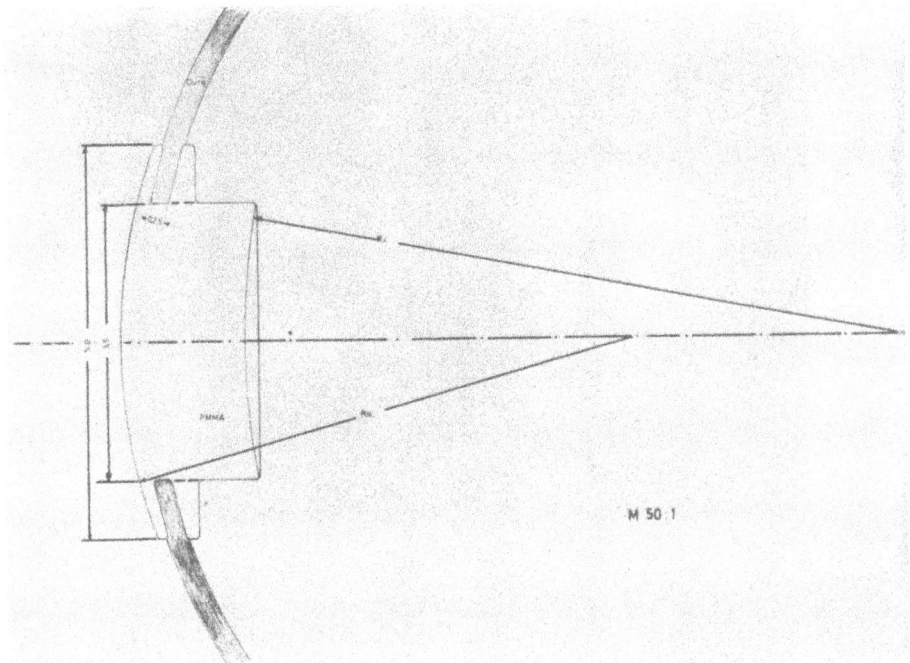

Abb. 13:

von Polyviol im Bereiche des Auges spielt das Alter des
Kunststoffes eine große Rolle in bezug auf evtl. auftretende
Gewebsreaktionen. Es bedarf hier noch weiterer Abklärung und
tierexperimenteller Untersuchungen.

Bei der letzten Linse (siehe Abbildung 13 und 14), die wir
von der Firma WÖHLK herstellen ließen und die sich bis jetzt
im Tierversuch bewährt hat, wurden diese Erkenntnisse insofern
genutzt, als 10 Jahre alter Kunststoff zur Anwendung kam.

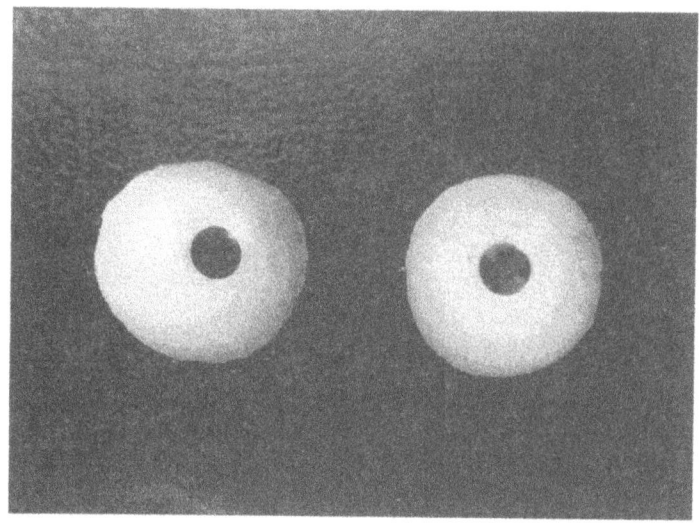

Abbildung 14

Es sei noch darauf hingewiesen, daß seit einiger Zeit, wie
wir uns überzeugen konnten, auch STRAMPELLI etwas größere
Linsen als früher wählt.

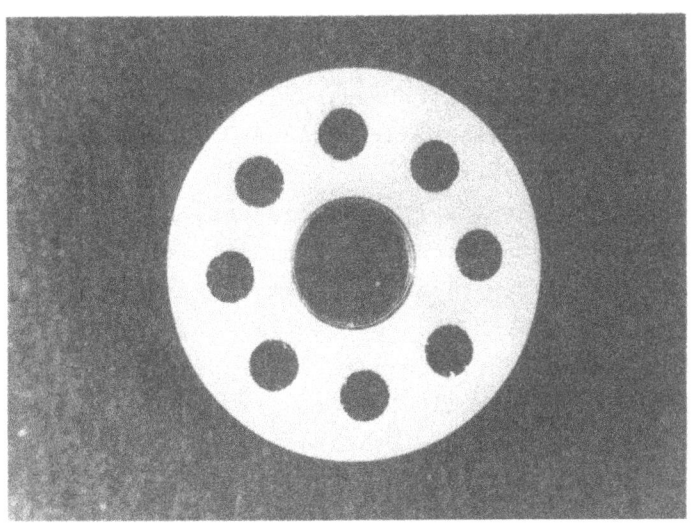

Abbildung 15

Die Arbeitsrichtung STRAMPELLIs zielt auf eine Verbesserung der Methode hin. Die Iris wird seit einiger Zeit ganz entfernt. Letzteres scheint aber nur bei kleiner Linse sinnvoll. Langzeitergebnisse werden hier weitere Erfahrungen bringen.

LUND wendet heute mehrere Methoden an. Wir konnten uns davon überzeugen, daß gute Langzeitergebnisse bei zahlreichen Cardona-Linsen vorliegen. LUND verstärkt in letzter Zeit in einzelnen Fällen trophisch gestörtes Hornhautgewebe mittels Dura und Mundschleimhaut. Wir selbst werden die Methode der Deckung mit Mundschleimhaut (STRAMPELLI) weiter erproben und untersuchen zur Zeit mittels Einnähen der Duraprothese im Unterlidbereich für die Zeitdauer von 100 Tagen (STRAMPELLI), ob auch für diese Prothese dadurch im cornealen Gewebe noch bessere Verankerungsmöglichkeiten geschaffen werden.

Neben dieser Arbeitsrichtung liegt unser Augenmerk auf
der Verbesserung der Möglichkeiten von Hornhautersatz im
Grenzbereich, d. h. bei Fällen, bei welchen man trotz ungünstiger Verhältnisse immer zunächst die Standardmethode
der Keratoplastik versuchen sollte. Die Firma Dr. THILO
hat uns nach langen Stabilisierungstests eine Salbe zur
Verfügung gestellt, welche Cystein und Laktoflavin enthält
und über die Einschaltung in Redoxvorgänge der Hornhaut
die Heilungstendenzen bei Hornhautverpflanzung verbessern
soll. Im Tierversuch, wo man z. B. die Entfärbungsdauer
bestimmter Kunststoffäden in der Hornhaut testen kann, hat
sich genannte Kombination von Redoxstoffen als wirkungsvoll erwiesen. An anderer Stelle wird darauf noch einzugehen sein.

BOEKE hat zur Frage der perforierenden Keratoplastik im
vergangenen Jahr auf der 35. Tagung Nordwestdeutscher
Augenärzte in Bremen in einem zusammenfassenden Referat
dargelegt, daß das Ergebnis einer perforierenden Keratoplastik nicht nur von operationstechnischen, sondern
auch vor allem von morphologisch - biochemischen
und immunologischen Faktoren bestimmt wird. Wer sich
für das Gebiet der Keratoprothetik interessiert, muß
vor allem darauf bedacht sein, zunächst einmal die heute
verbesserten Chancen der Keratoplastik zu nutzen. Auf der
letzten Tagung der DOG in Heidelberg wies WITMER mit
Recht darauf hin, daß in bezug auf Keratoprothesen nicht
fahrlässig gehandelt werden darf und stets Tierversuche
auch heute noch im Vordergrund unserer Forschung bleiben
müssen. Jeder Operateur, der sich einerseits mit dem
Problem der Keratoprothetik beschäftigt, weiß andererseits
um die Schwierigkeiten, die gerade auf diesem Gebiet im
Tierversuch bestehen, da es sehr schwer ist, gleiche
Vorbedingungen wie am menschlichen Auge, z.B. Jahre nach

schwerer Verätzung und der dadurch völlig veränderten Grundsubstanz der Cornea, zu schaffen.

Das Problem der Kosmetik (s. STRAMPELLI-Linse) macht insofern noch Schwierigkeiten, als einige Patienten psychische Störungen nach der Operation aufweisen und die Pflege der Keratoprothese zusätzliche Anforderungen stellt.

5. Zusammenfassung

Nach jahrelangen Tierversuchen (Rhesusaffen) zum Thema der Keratoprothetik wurde bei 11 Patienten, bei welchen eine Keratoplastik aus verschiedensten Gründen nicht in Frage kam, in die Hornhaut eine Acryl-Dura-Prothese eingepflanzt, welche die Firma WÖHLK für uns herstellt. Die Durascheibe, nach einem besonderen Verfahren gegerbt, bildet also den " Fensterrahmen ", der z.B. bei der Methode von STRAMPELLI mittels Zahnscheibe geschaffen wird. Dem Vorteil besserer Kosmetik und Einsicht der Netzhaut infolge größeren Linsendurchmessers, dem auch breitere Gesichtsfeldgrenzen entsprechen, stehen noch nicht ausreichende Langzeitergebnisse gegenüber.

Im Tierversuch wird jetzt eine veränderte Linse mit besseren Verankerungsmöglichkeiten erprobt. Es wird gezeigt, daß sich die Keratoprothetik noch im Pionierstadium befindet und daß es darüber hinaus erforderlich ist, die Standardmethode der Keratoplastik zu verbessern, und zwar durch weitere Aufklärung der Mechanismen, die zu einer Wiedereintrübung des Transplantates führen.

Die größte Schwierigkeit der erforderlichen Tierversuche beruht darin, daß nur schwer die lokalen Vorbedingungen geschaffen werden können, die z.B. bei einem menschlichen Auge nach schwerster Verbrennung und der dadurch ausgelösten völligen Veränderung der Grundsubstanz der Hornhaut bestehen.

6. Literaturverzeichnis

Alberth, B.: "Keratoplastik" Bücherei des Augenarztes, 37. H. 1961

Bartholome, H.: Über die Gewebsreaktion bei Kunststoffimplantaten Diss., Düsseldorf 1956

Büscher, H.K.: Chirurg 1950, S. 587

Beyer, G.: Zbl. Chir. 1947, S. 1452

Boeke, W.: Klin. Mbl.f. Augenhkd. Bd. 171, H. 5, 1977

Cassy, T.A.: Osso-Odonto-Keratoprostesis, Procedings of the Royal Society of Medicin, Vol. 59, No. 8 pp 530-531, Juni 1966 (Section of Ophthalmology pp. 12-13)

Castroviejo, R.: Keratoplastik - Deutsche Übersetzung: Hollwich, F. Georg Thieme Verl., Stuttgart, 1968

Castroviejo, R.: B. Strampelli. J. Barraquer und L.J. Girard: Highlights of Ophthalm., Vol. X, Nr. 3, 1967

Choyce, P.: Proceedings of the Second International Corneo-Plastic Converence, London 1967

Cibis, P.: Naturwiss. 1947, S. 25

Cibis, P. und Klimmig, J.: Klin. Mbl. Augenhk. 1947, Bd. 112, S. 75

Custodis, E.: Bericht 60, Zsk. DOG Heidelberg, Bergmann, München 1956

Ders.: Ber. DOG 1953, Bd. 58, S. 102 - 105

Ders.: Klin. Mbl. Augenhk. 1947, Bd. 112, H. 3

Faulborn, J.: Klin. Mbl. Augenheilk. 157 (1970) 476

Flemming, F. und Unger,R.: Durakonserven, Zbl. Chir. 86, S. 375, 1961

Freerksen: Neues Plombenmaterial, Verh. Ber. Tag. Dtsch. Tub.-Ges. 26./27.9.1950, Bad Neuenahr

Flörcken, H.: Münch. med. Wschr. 1951, Bd. 93, S. 989

Gaskin, E.R. u. Mitarb.: J. Am. Med. Ass. 1963, Bd. 93, S. 989

Girard, L.J., Moore, C.D., Soper, J.W., O'Bannon, W.: Trans. Amerk. Acad. Ophthal. 73 (1969) 936

Hallermann, W.: Vorderkammerkomplikationen bei der Keratoplastik, Klin. Mbl. f. Augenhk., 152, Band, 1, Heft, S. 3 - 10, 1968

Heinze, R.: Kunststoffe in der Medizin, Barth, Leipzig 1955

Kayser, H.W.: Geburth. und Frauenhk. 1951, Bd. 11, S. 75

Keitel, H.: Zbl. Chir. 1948, S. 1039

King, J.H.: Ophthal. ib-amer. 23, 103-115 (1962): Günstiges Alter des Spenderauges: 12 - 45 J.

King, J.H. und Chavan, S.B.: Experimental Lammellar Heterografts: Comparison of fresh and preserved donor vorneas, American Journal of Ophthalmology, Vol. 49, No. 6, June 1960

Koch, J. und Pieler, G.: Laryng, Otol. 1950, Bd. 29, S. 439

Korb, G., Runge, D. und Arkenau, C.: Melsunger Med. Mitt. 1967, Bd. 41, H. 108

Kurz, J., Otradovec, J. und Myska, V.: Keratoplasty, Proceedings of a Symposium held in Prague, October 19-21, 1960

Krasnov, M.M. und Orlova, E.M.: Vestn. Oftal. 80 (1967) 11.

Link, R.: Laryng, Otol. 1951, Bd. 30, S. 81

Lindner, F. und Schwaiger, M.: Chirur. 1947, Bd. 17/18, S. 675

Lund, O.E. und Zenker, W.: Bericht 71, Zsk. DOG Heidelberg, Bergmann, München 1972

Lund, O.E.: Münch. med. Wschr. 1972, Bd. 23, S. 1115-1125

Lund, O.E.: Sonderdruck aus dem Sitzungsbericht der 125. Versammlung d. Vereins der Rhein.-Westf. Augenärzte 1972

Lund, O.E.: Erste Erfahrungen mit einer einnähbaren Kunststoff-Keratoprothese, Ber. 70, Tag. Deutsch. Ophth. Ges. 1969

Lund, O.E.: Erfahrungen mit einer Keratoprothese (Möglichkeiten, Grenzen, Schwierigkeiten) VIII. Kongr. Ges. Augenärzte DDR, 21.-24.5.1971 Halle/Saale, Im Druck.

Lund, O.E.: Kunststoff-Keratoplastik bei schweren Hornhaut-Trübungen, Dtsch. med. J., im Druck. 20- Dstsch. Kongr. ärztl. Fortbild., 2.6.1971, Berlin.

Lund, O.E.: u. Zenker, W.: Weitere Erfahrungen mit einer einnähbaren Kunststoff-Keratoprothese, Ber. 71. Tag. Deutsch. Ophth. Ges. Heidelberg, 1971, Im Druck.

Niedermeier, S.: Forschungsber. d. Landes NRW, Nr. 992

Niedermeier, S.: Berliner Ophth. Ges. 1962

Niedermeier, S.: Melsunger Med. Mitt. 1969, Bd. 43, H. 112

Niedermeier, S.: 3. Kongr. europ. Ges. Ophthal, Amsterdam 1968 Ophthalmogica Additamentum ad vol. 158, pp. 533 - 536 (1969)

Niedermeier, S.: Münch. med. Wschr. 1968, Bd. 41, S. 2369 - 2372

Niedermeier, S.: "Vitamine u. Augen", Pro Medico, 19. Jg. 1950, H. 7

Niedermeier, S.: u. Wurster, E.: Cortisontherapie in der Ophthalmologie Ärztl. Forsch. 1956, H. 5

Niedermeier, S.: Zur Bedeutung von Gefäßreaktionen nach intraokularen Operationen, Klin. Mbl. Augenheilk. 162 (1973) 175 - 178

Niedermeier, S.:	Ber. Zsk DOG 1960, S. 449
Niedermeier, S.:	Graefes Arch. Ophth. 1960, Bd.161, S.547-553
Niedermeier, S.:	Klin. Mbl. Augenhlk. 1962, Bd.140, S.692-694
Niedermeier, S.:	Graefes Arch. Ophth. 1964, Bd.167, S.201-207
Niedermeier, S.:	Hornhautersatz bei Dystrophien, III. Kongreß der Europ. Ges. f. Ophthalmologie, Amsterdam 18. - 21.6.68
Niedermeier, S.:	Kunststoffe in der Ophthalmologie, Münch.med. Wschr., S.461, Juni 1968
Paschke, F.:	Die epithetische Behandlung von Gesichtsdefekten, Barth, München 1957
Pau, H.:	Samml. zwangl. Abhandl. a.d. Gebiete der Augenhlk., H. 13, VEB Carl Marhold, Halle a.d.S. 1957
Raue, H.J.:	Über die Verträglichkeit von Supramidplomben, Diss., Berlin 1956
Rayner:	Ophthalmic Surgical Implants, Part III Corneal Implants 1967, 100, New Bond Street, London, W.I.
Remky, H.:	Sit.Ber., 106. Vers. Rhein.-Westf. Augenärzte 1962, S.41-45, Immunologie der Keratoplastik
Rüther, H.:	Orthopädie, 1949, Bd. 87, S. 161
Simon, L.:	Chirurg 1947, S. 673
Stiehtenrot, W. und Warnecke, K.A.:	Tierärztl. Umschau 1950, Bd. 5, S. 3
Strampelli, B.:	Perfezionamenti tecnici della Ostso-Odonto-Cheratoprotesi, Annali di Ottalm. e Clin. Oculist., Anno XCII, Nr. 3, März 1966
Strampelli, B.:	Ann. Ottal. 89 (1963) 1039.
Strampelli, B.:	Atti Soc. ottal. ital. 22 (1964) 3.
Strampelli, B.:	Ann. Ottal. 92 (1966) 155.
Strampelli, B.:	Highlights Ophthal. 10 (1967) 212.
Strampelli, B.:	Ber. 71. Tag. Deutsch. Ophthal. Ges. Heidelberg, 1971, im Druck.
Strampelli, B. und Marchi, V.	Ann. Ottal. 96 (1970) 31.
Straub, W.:	Klin. Mbl. Augenhlk. 1965, Bd. 147, H.2 S. 167-190
Tapapanos, G. und Schenk, H.:	Kortikosteroidbestimmungen im KW von Kaninchenaugen nach peroraler Cortisonmedikation. Wien. med. Wschr. 112, S.989-991 (62)
Theissing, G.:	Z. Laryng. Otol. 1950, Bd. 29, S. 81
Vucicevic, M. und Mitarb.:	Zbl. Ges.Ophth., Heidelberg 1967, Bd. 99, H. 1, S. 13

Valvo, A. und Berti, S.:	Costruzione ed applicazione di gusci corneo-sclerali, negli operati di osteo-odonto-cheratioritesu du Strampelli. Annali di Ottalm. e Clin., Vol.XCIII, N. 10, Okt. 1967
Walser, E.:	Graefes Arch. Ophth. 1955, Bd. 156, S. 127-153
Zenker, W.:	Die Keratoprothese. Diss. d. Med. Fak. München, 1971

FORSCHUNGSBERICHTE
des Landes Nordrhein-Westfalen

*Herausgegeben
im Auftrage des Ministerpräsidenten Heinz Kühn
vom Minister für Wissenschaft und Forschung Johannes Rau*

Die „Forschungsberichte des Landes Nordrhein-Westfalen" sind in zwölf Fachgruppen gegliedert:

Geisteswissenschaften
Wirtschafts- und Sozialwissenschaften
Mathematik / Informatik
Physik / Chemie / Biologie
Medizin
Umwelt / Verkehr
Bau / Steine / Erden
Bergbau / Energie
Elektrotechnik / Optik
Maschinenbau / Verfahrenstechnik
Hüttenwesen / Werkstoffkunde
Textilforschung

Die Neuerscheinungen in einer Fachgruppe können im Abonnement zum ermäßigten Serienpreis bezogen werden. Sie verpflichten sich durch das Abonnement einer Fachgruppe nicht zur Abnahme einer bestimmten Anzahl Neuerscheinungen, da Sie jeweils unter Einhaltung einer Frist von 4 Wochen kündigen können.

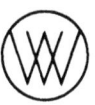

Springer Fachmedien Wiesbaden GmbH

GPSR Compliance
The European Union's (EU) General Product Safety Regulation (GPSR) is a set of rules that requires consumer products to be safe and our obligations to ensure this.

If you have any concerns about our products, you can contact us on

ProductSafety@springernature.com

In case Publisher is established outside the EU, the EU authorized representative is:

Springer Nature Customer Service Center GmbH
Europaplatz 3
69115 Heidelberg, Germany

www.ingramcontent.com/pod-product-compliance
Ingram Content Group UK Ltd.
Pitfield, Milton Keynes, MK11 3LW, UK
UKHW050410240426

12048UKWH00020B/1433